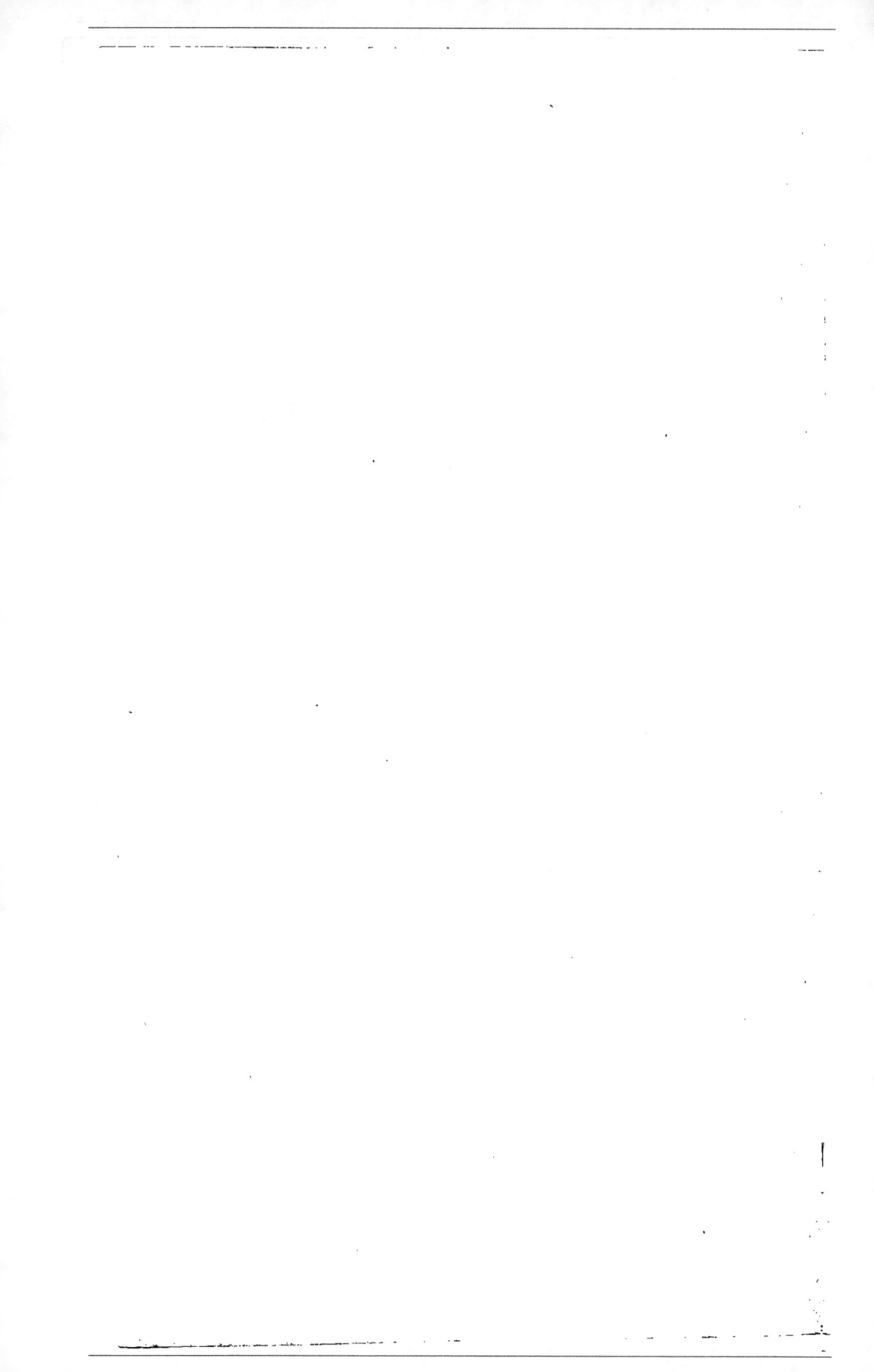

DE LA MORTALITÉ

DES

ENFANTS EN BAS AGE

A MARSEILLE

PAR LE

Dr Sélim-Ernest MAURIN

MARSEILLE

TYPOGRAPHIE ET LITHOGRAPHIE CAYER ET Cie

Rue Saint-Ferréol, 57.

1872

DE LA MORTALITÉ

DES

ENFANTS EN BAS AGE

A MARSEILLE

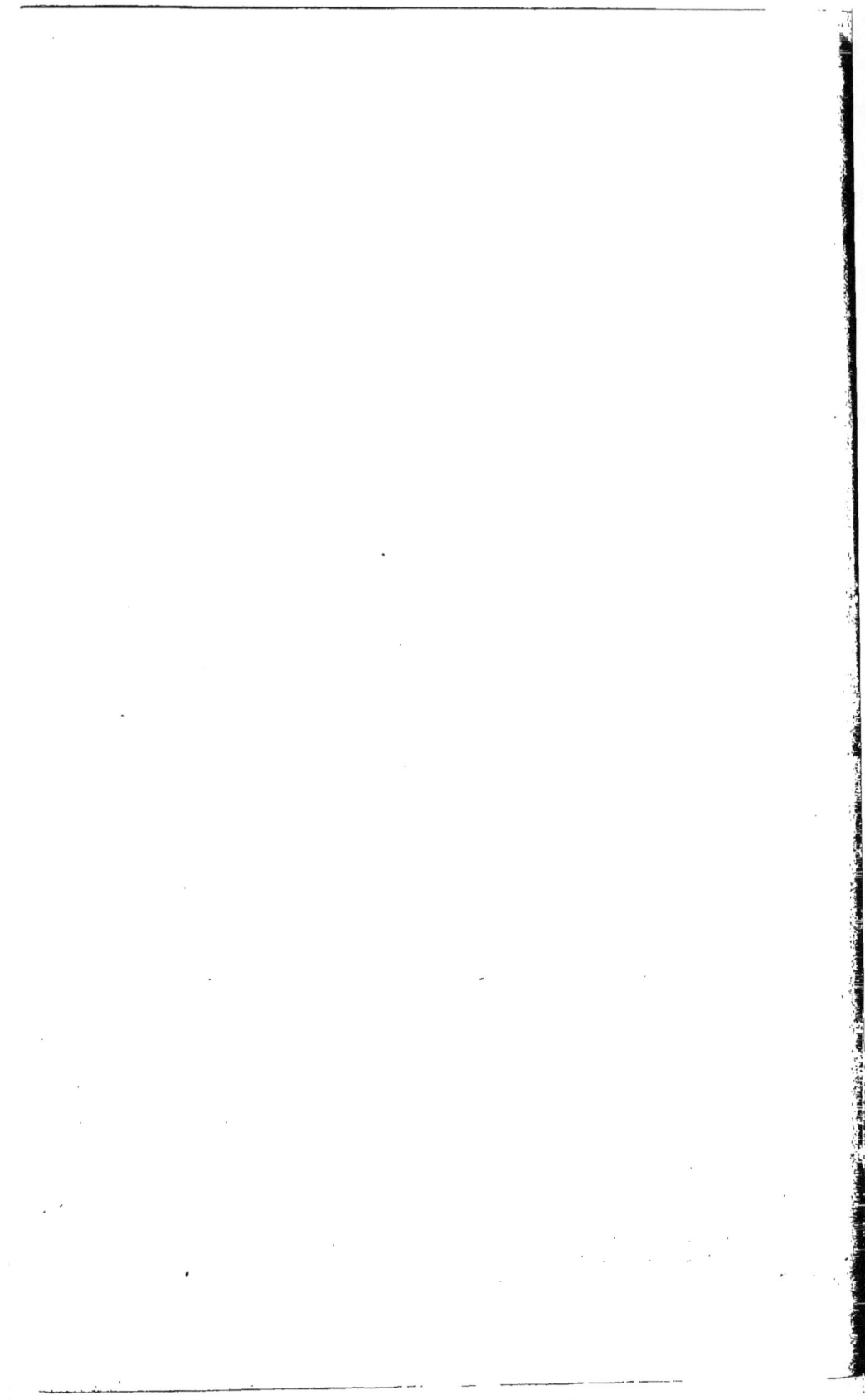

DE LA MORTALITÉ

DES

ENFANTS EN BAS AGE

A MARSEILLE

PAR LE

Dʳ Sélim-Ernest MAURIN

MARSEILLE

TYPOGRAPHIE ET LITHOGRAPHIE CAYER ET Cⁱᵉ
Rue Saint-Ferréol, 57.

—

1872

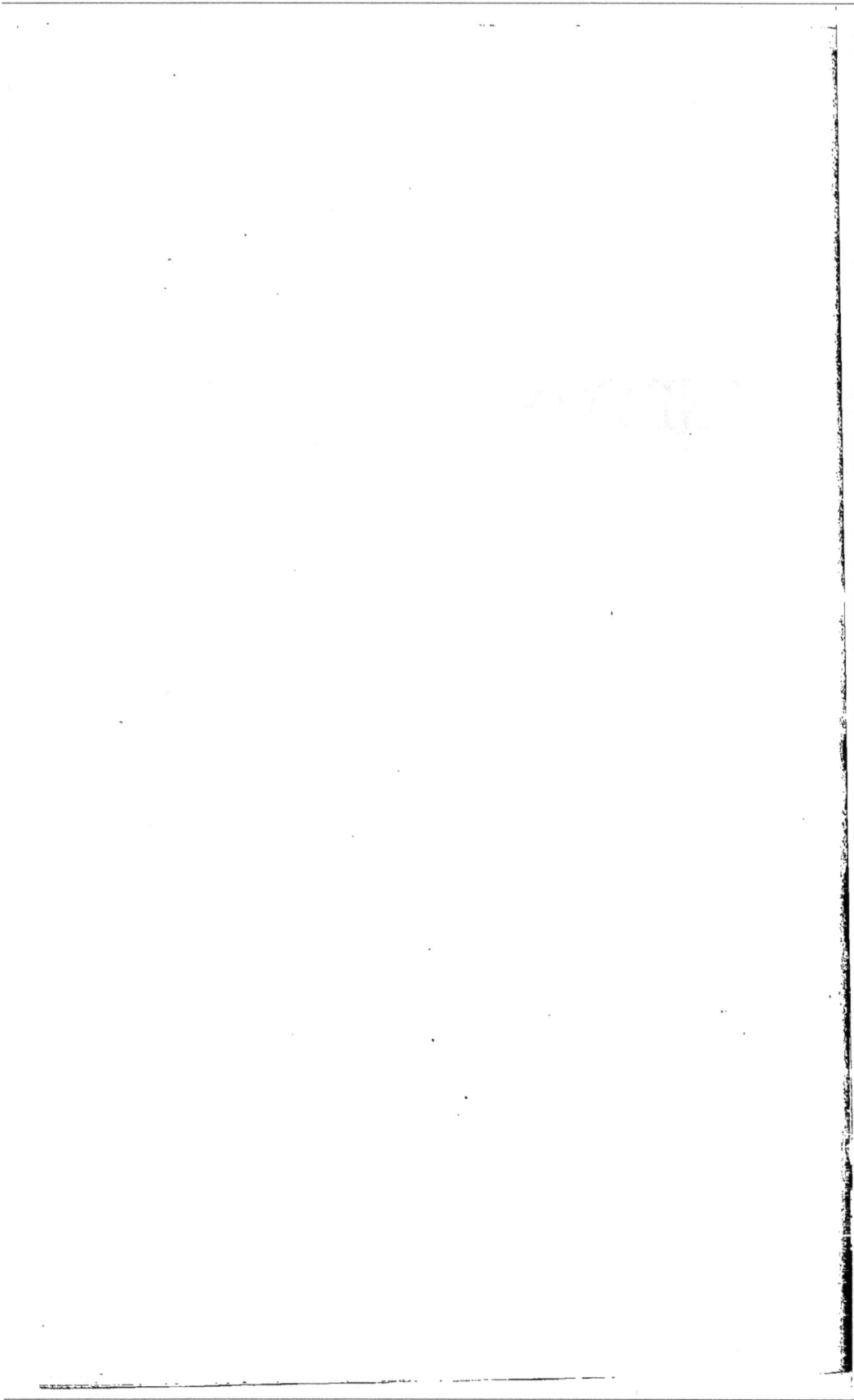

Depuis plusieurs années, la statistique le démontre, la moyenne de la vie s'élève à Marseille; cependant, la mortalité relative de la première enfance y augmente sensiblement. Elle y est plus forte d'un sixième que dans toute autre ville de France.

Justement émue, l'opinion publique a demandé à être éclairée sur les causes de cette singulière contradiction.

J'ai entrepris, à ce sujet, une enquête sanitaire, sans secours officiel; mais les difficultés vaincues prouvent que l'initiative privée peut encore quelque chose dans notre pays.

Des personnes dévouées m'ont prêté leur appui: M. Joseph Mathieu, le promoteur de cette importante question dans le *Petit Marseillais,* m'a fourni d'utiles documents; MM. Isnard, Baumann, Trouin,

Mengelle, ont bien voulu colliger de nombreux renseignements statistiques qui forment la base de ce travail.

Il ne me reste qu'à demander aux autorités la prise en considération des conclusions qui les concernent; à mes concitoyens, leur adhésion à une Société protectrice de l'enfance, qui rendra immédiatement des services réels.

DE LA MORTALITÉ

DES

ENFANTS EN BAS AGE

A MARSEILLE

Rapport des Naissances aux Décès — Natalité

La population de Marseille oscille, depuis près de dix ans, dans les mêmes proportions. Les décès y sont aux naissances, dans les rapports de 5 à 7. Cette moyenne, que j'ai constatée dans mon Mémoire sur l'*Hygiène de Marseille* en 1861, est au-dessous de celle établie par Raymond, en 1750. A cette époque, ce célèbre médecin avait fixé le rapport des décès aux naissances comme 5 est à 8.

Au point de vue de la natalité, Marseille est donc en retard sur le siècle précédent. Et si l'on tient compte de l'élongation de la vie moyenne, dans cette ville, soit par suite des améliorations hygiéniques que les édilités successives y ont apportées, soit par suite de l'accroissement de la richesse publique, si favorable à la santé, on conviendra que la diminution de la natalité n'est pas dans les rapports de 8 à 7, mais, comme l'indique la fécondité moyenne des mariages en 1750 et 1850, dans les proportions de 3.98 à 2.20.

Or, la natalité est toujours proportionnelle à la prospérité physique et morale d'une nation. Avec la nouvelle loi militaire, plus que jamais, le nombre des citoyens fera la force de la patrie (1), et il importe au gouvernement de savoir pourquoi la natalité a diminué presque du tiers dans la grande ville du Midi.

Je crois que les causes principales de ce fait regrettable sont :

1° Que la population nomade a augmenté ;

2° Que la vie de famille est négligée ;

3° (Et ce n'est qu'un corollaire), que le nombre des enfants illégitimes s'est accru.

En 1750, on comptait à peine, à Marseille, 1 étranger pour 29 Marseillais. — En 1870, nous trouvons 1 Marseillais pour 2 étrangers.

Un tel milieu facilite le croisement des races,

_____

(1) Avouons tout bas aussi que la théorie malthusienne, faussée par quelques-uns de ses disciples, s'est répandue dans une partie de la France et arrête l'accroissement de la race. Nos ennemis le savent. Un témoin, bien digne de foi, a eu la douleur d'entendre dans l'arrondissement de V., les Prussiens prononcer ces paroles : « Nous vous prendrons vos fils *uniques* et nous aurons raison de la France en la dépeuplant. »

favorable à l'espèce (1); mais il a le **grand désavantage** de transformer Marseille en une ville coloniale dont les mœurs sont loin de rappeler celles des patriarches. Par suite des habitudes de la localité, la vie extérieure l'emporte de plus en plus sur la vie intime; les débordements sensuels entraînent ces nombreux doubles ménages qui font affluer plus de 5,000 entretenues dans notre ville, au grand détriment de l'esprit de famille et de la natalité.

A mesure que la pureté des mœurs s'affaiblit, les naissances d'enfants illégitimes augmentent. En 1750, on comptait 1 enfant illégitime pour 8 légitimes; la proportion est à présent de 1 sur 6.

Cette surabondance d'enfants illégitimes est non seulement une charge pour l'État, mais encore une proie pour la mort. En effet, malgré les dépenses faites pour le service des enfants assistés, c'est à peine si, année commune, on parvient à sauver un enfant de cette classe sur 3!

Avortements. — Morts-nés.

Les enfants nés viables ne donnent pas la mesure exacte de la natalité illégitime. On ne peut le dissi-

---

(1) En tant qu'individu ; car si, comme les données de statistique générale semblent le prouver, il en était pour l'espèce humaine comme pour les espèces animales, la fécondité aurait à perdre en nombre au croisement ce qu'elle gagne en force. Les espèces issues de croisement sont plus fortes, mais moins nombreuses.

muler, la fille-mère a, dans la majorité des cas, un seul désir : se faire avorter. — Dans notre grande ville, les avortements sont facilités par des misérables|quelquefois pourvus de diplômes. Leur ignominieuse réputation s'étend jusqu'à l'atelier, surtout dans la population interlope, et n'arrive malheureusement que trop peu jusqu'aux magistrats.

J'estime que l'on peut évaluer à près de mille par an le nombre d'avortements provoqués à Marseille.

D'ailleurs, les pratiques criminelles ne s'arrêtent pas même à l'instant où l'enfant voit le jour; la statistique apprend que le nombre des morts-nés, en France, est de 1 sur 28 naissances (1). Eh bien! à Marseille, voici les chiffres moyens :

$$\text{Naissances} \begin{cases} \text{légitimes} \dots\dots\dots 7,774 \\ \text{illégitimes} \dots\dots\dots 1,307 \end{cases}$$

$$\text{Morts-nés} \begin{cases} \text{légitimes} \dots\dots\dots \quad 437 \\ \text{illégitimes} \dots\dots\dots \quad 168 \end{cases}$$

c'est-à-dire 1 mort-né pour 17.75 naissances légitimes et pour 7.78 naissances illégitimes!

Je veux bien admettre que l'impéritie de certaines matrones, l'agitation de la vie dans notre grande ville, les causes diverses qui influent sur la santé du fœtus, aient fait s'élever, à Marseille, la moyenne de :

$$\frac{1 \text{ mort-né}}{28 \text{ naissances}} \left.\right\} \text{ à } \left\{\right. \frac{1 \text{ mort-né}}{17 \text{ naissances}}.$$

A la rigueur, c'est une opinion que l'on peut sou-

(1) *Patria*, Ch. Martins, Legoyt, De Montferrand.

tenir; mais ne faut-il pas des mains criminelles pour la porter à :

$$\frac{1 \text{ mort-né}}{7 \text{ naissances illégitimes ?}}$$

Ces mains criminelles commettent l'infanticide, comme elles se prêtent à la provocation de l'avortement. Quelles que soient les raisons de ma conviction à cet égard, je dois présenter le fait sans contrôle ; il ne m'appartient pas de dévoiler les coupables, c'est à la magistrature d'aviser.

Allaitement.

Une question des plus graves pour la vie de l'enfant surgit dès l'instant de sa naissance : qui l'allaitera ?

Est-ce la mère ?

Est-ce une nourrice ?

Est-ce, artificiellement, le biberon ?

Allaitement maternel.

L'allaitement maternel est, sans doute, le mode qui convient le mieux aux organes tendres et délicats du petit être.

Ce fait, corroboré par l'expérience de tous les âges, ne saurait être contesté. La nature a mis dans le lait maternel tous les éléments propres à l'accroissement progressif de l'enfant. Le premier lait,

autrement dit le *collostrum*, a des qualités purga-
tives légères qui font rendre au nourrisson les
matières rassemblées dans les intestins pendant
la vie fœtale et dont l'ensemble a reçu le nom
de *méconium*. Puis, les facultés nutritives du lait
augmentent peu à peu, à mesure que l'enfant
grandit. Il y a, pour ainsi dire, communion ins-
tinctive de besoins entre la mère et l'enfant ;
l'une a les seins tendus par la sécrétion incessante
du lait, lorsque l'autre ressent les premiers aiguil-
lons de la faim. Le bien-être matériel qu'éprouve la
mère à donner une seconde fois la vie à son enfant
n'est rien encore à côté des sensations morales
que fait naître son nouvel état. Le dévouement,
l'abnégation dont elle fait preuve durant plus d'une
année, se transforment, sans qu'elle s'en doute,
en une auréole mystique respectée des maris et
base de l'amour filial. Les soins assidus qu'elle
prodigue, la surveillance active de sa progéniture,
l'absorption de tout son être par le fruit de son
amour, témoignent une femme forte dont le cœur,
bien trempé, est au-dessus des frivolités de la vie.

Ils savaient bien, les anciens législateurs, que
l'allaitement est l'école des mères des Gracques !
Aussi, les lois de Sparte, Lacédémone, Rome, n'ad-
mettaient pas que les nouveau-nés fussent confiés
à des mains mercenaires. Sur le Forum d'une
Rome impériale déchue, se dresse pour la première
fois la colonne Lactaire, autour de laquelle se grou-
pent les esclaves nourrices attendant l'heure du

marché pour se vendre aux marâtres des patriciens de la décadence. Comme de nos jours, ces mères romaines opulentes arguaient des devoirs de leur état, des exigences de leur position, de la faiblesse de leur santé, pour se débarrasser des soucis de l'allaitement et la mode guidait jusqu'aux costumes dont les esclaves nourrices devaient se vêtir.

Certes, jamais je ne conseillerai à une femme malade d'allaiter son enfant : les deux êtres en souffriraient ; mais lorsque je compte dans les familles bourgeoises de Marseille une mère sur quatre allaitant, j'ai le droit de croire que la mode, le désir d'échapper à la délicate mission que la nature impose aux nourrices, font composer bien des femmes avec leurs devoirs.

Ce défaut de vigueur morale est préjudiciable aux mères d'abord, aux enfants ensuite.

Si je ne craignais de m'écarter du sujet de ce rapport, je dirai combien de maladies ont pour origine la suppression brusque du lait chez les femmes qui ne veulent pas nourrir.

Mais ce qui doit nous préoccuper plus encore, c'est que les chances de mortalité de l'enfant augmentent de 25 0/0 s'il est confié à une nourrice et de 82 0/0 s'il est élevé au biberon.

Allaitement par nourrices.

La mortalité excessive des enfants allaités par des nourrices provient principalement : 1° de ce que les mères faibles, malades, ne pouvant réellement pourvoir à l'allaitement de leurs enfants, donnent naissance à des êtres chétifs ; 2° surtout de ce que les nourrices sont, dans l'immense majorité des cas, des mercenaires dont on a plus à se plaindre qu'à se louer.

Laissant de côté la question d'hérédité morbide, concentrons notre attention, pour le moment, sur les nourrices.

Nourrices.

Filles-mères ; fausses ingénues chassées de la maison paternelle ; femmes de prolétaires qu'une existence misérable éloigne du toit conjugal ; rusées montagnardes qui font trafic de leur lait comme d'une marchandise ; madrées commères, âpres au gain, dépourvues de tout sentiment d'humanité ; tel est, dans son réalisme, le clan des nourrices.

Il en est que la misère seule force à confier les soins d'allaiter leur propre enfant à une amie ou à une sœur et qui recherchent un secours en récompense de leur lait ; ces femmes, qui acceptent la domesticité par dévouement maternel, ont droit à toute notre sympathie ; elles sont reconnaissantes des égards qu'on a pour elles, et leur dévouement au nourrisson est assuré ; mais, à côté de ces rares créatures cachant un cœur d'or sous des haillons, combien ne voyons-nous pas de mégères accourir à Marseille, des départements voisins et surtout du Piémont !

Il est certaines localités qui s'adonnent à l'élève des nourrices comme d'autres à l'élève du bétail : Pignerol, la vallée Saint-Martin, Bagnes de Lucques, Coni, Cazal, nous envoient par centaines ces femelles sans cœur qui vont spéculer sur leurs nourrissons. Douces dans les premiers jours, elles prendont peu à peu de l'autorité à mesure que l'enfant pourra moins se passer d'elles. Si un moment critique se présente dans l'existence du petit être, elles le saisiront pour augmenter leurs prétentions; le mari viendra même du pays pour faire accepter les conditions nouvelles, et si vous n'accédez à ces injonctions, n'attendez pas de sa part un mouvement compatissant : votre enfant fût-il à l'agonie, il emmènera sa femme pourvue du magot qu'il convoite pour acheter un champ.

Et, de fait, a-t-on le droit de se plaindre de pareil désastre ? N'est-il pas la conséquence d'un contrat commercial ? N'a-t-on pas acheté la nourrice comme une marchandise susceptible de hausse ou de baisse, suivant qu'elle est plus ou moins nécessaire? Heureuses les mères qui choisissent une des rares nourrices ayant du cœur !

J'ai voulu me rendre compte de la provenance des nourrices qui affluent à Marseille ; j'ai fait le relevé de toutes les nourrices qui ont été placées par les différents bureaux de notre ville, de 1871 à juillet 1872.

En voici le résultat réduit au plus petit chiffre proportionnel pour chaque provenance :

Seine	1	Rhône	2	Savoie	30
Basses-Pyrénées	1	Aveyron.......	3	Ardèche.......	33
Bas-Rhin	1	Gard.........	4	Basses-Alpes ...	43
Doubs........	1	Alpes-Maritimes	4	Ariège....... ..	44
Isère	1	Corse	4	Hautes-Alpes ..	61
Espagne...· ...	1	Var..........	8	Marseille	77
Suisse........	1	Drôme	12	B.-du-Rhône ..	101
Haut.-Pyrénées	2	Vaucluse	25	Piémont.......	315

Ainsi, c'est le Piémont qui fournit la moitié des nourrices à Marseille (je parle des nourrices inscrites dans les bureaux de placement). L'ensemble des nourrices placées par les bureaux s'élève en moyenne à 2000 par an. Leur âge varie de 16 à 40 ans dans les proportions suivantes :

16 ans..	1	23 ans..	36	29 ans..	21	35 ans..	27
17 » ..	1	24 » ..	99	30 » ..	65	36 » ..	8
18 » ..	4	25 » ..	129	31 » ..	4	37 » ..	1
19 » ..	3	26 » ..	64	32 » ..	34	38 » ..	8
20 » ..	33	27 » ..	81	33 » ..	8	39 » ..	1
21 » ..	10	28 » ..	85	34 » ..	22	40 » ..	4
22 » ..	42						

Notons que les plus jeunes et les plus vieilles nourrices sont toutes Piémontaises. J'en ai trouvé une âgée de 52 ans ! Elle venait pour la septième fois nourrir à Marseille. Jetons un voile sur la faiblesse d'esprit des mères qui prennent des nourrices de 16 ans ou de 52 ans, et constatons avec plaisir que la moyenne des nourrices a de 24 à 30 ans.

Bureaux de placements. — Inspection médicale.

Ces femmes, à leur arrivée à Marseille, se font inscrire, moyennant cinq francs qu'elles versent, dans l'un des bureaux de placement (1).

Elles se gardent bien d'apporter l'extrait de naissance de leur enfant, qui indiquerait l'âge exact de leur lait; elles ont quelquefois un certificat du maire ou du curé de leur commune; trop souvent les parents des nourrissons préfèrent se fier à leur bonne mine que les faire examiner sérieusement par un médecin.

Puisqu'il est de mon devoir de tout dire, j'ajouterai que les nourrices sont souvent examinées avec peu de soin à Marseille; le microscope n'y est employé qu'exceptionnellement, etc., etc....; à tel point que des femmes n'ayant pas de lait ont pu se placer jusqu'à quatre et six fois en huit et quinze jours et faire ainsi souffrir, quatre, cinq, six nourrissons. Ceci est dû à la concurrence des placeuses et, plus encore, à ce que des boutiques bien achalandées tiennent des bureaux supplémentaires échappant au contrôle de la police.

L'intérêt de l'Etat, l'hygiène, l'humanité réclament à la fois une réforme de cette branche d'in-

(1) Au nombre de 12, sur lesquels 4 ou 5 présentent quelques garanties!

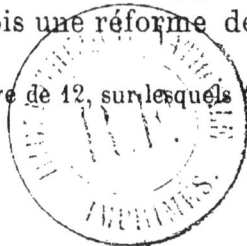

2

dustrie. Il faut que la mère de famille qui s'adresse à un bureau de placement, dont l'Administration municipale a autorisé l'ouverture, y trouve des nourrices saines et pourvues du lait nécessaire au petit être. Combien ne voit-on pas de nourrissons victimes du changement forcé coup, sur coup, de nourrices !

Une sage inspection médicale des femmes qui se font inscrire chez les placeuses, obvierait, dans la majeure partie des cas, à tous ces graves inconvénients, et les parents des nouveau-nés ne recourraient plus à des officieux qui spéculent sur tous les embarras de la vie privée, sans autre mobile que leur intérêt.

Après avoir subi l'inspection médicale, la nourrice recevrait une carte portant ses nom, âge, pays d'origine et domicile, état de santé, qualité et âge du lait. Le médecin de la famille n'aurait qu'à vérifier les constatations de son confrère, et les duperies préjudiciables à la santé de l'enfant seraient moins fréquentes.

Allaitement au dehors. — Meneuses.

Encore lorsque l'enfant est allaité au sein de sa famille, peut-on surprendre à temps la mauvaise nourrice; mais s'il est emporté loin des siens, que devient-il?

On ne peut tolérer dans une ville comme la

nôtre, dont les sentiments philanthropiques sont bien connus, ce scandaleux trafic des nouveau-nés et il répugne de penser que les enfants trouvés sont entourés de plus de vigilance que les fruits légitimes du mariage. Le Gouvernement a créé pour les premiers, avec une sollicitude digne d'approbation, un service d'inspection; il leur a assuré les soins médicaux; il a pourvu de son mieux à leur existence. Pour les enfants légitimes dont les travailleurs sont obligés de se séparer, il n'a rien fait.

Voici une famille d'ouvriers; la mère se lève après les dernières douleurs de l'enfantement pour veiller aux soins du ménage; ses mamelles, taries par la misère, se refusent à nourrir le dernier né; elle se rend chez une placeuse, discute le prix du mois de nourrice, puis confie son enfant, à travers un nuage de larmes, à la meneuse qui doit l'emporter dans un hameau du département voisin où, dit-elle, elle connaît une bonne nourrice. La même meneuse emporte ainsi trois, quatre enfants qui vont... à la grâce de Dieu !

Est-ce bien en France, à Marseille que se passent de tels faits ? Quoi! rien pour garantir l'état civil de l'enfant? rien pour démontrer la vérité de ce qu'avance la meneuse? la probité, les qualités, l'état de santé de la nourrice promise? Cet être chétif, sans défense, va loin des siens et personne ne veillera sur lui? On répondra que l'enfant est inscrit à l'état civil; mais qui garantit contre la substitution ? Rien. On dira que la meneuse est notoirement connue pour une honnête femme, et que la majesté de la loi couvre l'innocent. Quelques mois plus tard, l'avis de décès du pauvre exilé renverse tout ce fragile échafaudage d'illusions, ou mieux d'inventions. Mais ce terrible avis de décès ne dit pas ces paroles d'un de mes confrères et amis exerçant dans un département nourricier : « Lorsque le froid ne les prend pas en route, leur laissant un sclérème (1) inguérissable, les tortures de l'agonie famélique ne tardent pas à les raidir. »

De telles horreurs ne peuvent subsister. Si l'autorité ne veut pas s'immiscer dans les mesures à prendre, que l'initiative privée la remplace ; il faut qu'un réseau serré de protecteurs de l'enfance se crée, rayonne dans le Midi et y rende d'aussi grands services que les Sociétés de Paris et de Lyon.

Il faut obtenir du Gouvernement qu'il accorde le titre de meneuse seulement à des femmes assermentées et ayant les connaissances nécessaires pour surveiller les enfants ; il serait même bon de régler dans quelles conditions le voyage devrait s'effectuer ; car si on a été obligé de renoncer à présenter les enfants aux mairies, à cause des maladies qui résultent du transport des nouveau-nés, on conçoit qu'un long parcours, par une température basse, doit fatalement amener leur mort.

(1) Maladie mortelle du jeune âge caractérisée par l'endurcissement du tissu graisseux, etc.

Peut-être les Sociétés protectrices de l'enfance devront-elles, à ce point de vue, établir des voitures d'un modèle spécial, analogues aux voitures d'ambulance. Cette question qui demande à être étudiée est plus réalisable qu'elle ne le paraît de prime abord, car les enfants d'une ville sont envoyés en majeure partie dans une même localité. Par exemple, les Basses-Alpes et Vaucluse sont presque les seuls départements qui reçoivent les nourrissons de Marseille.

Les membres correspondants nombreux d'une Société protectrice de l'enfance rendraient des services signalés dans ces départements; ils surveilleraient, mieux encore que ne peut le faire un seul inspecteur, l'allaitement des nourrissons; ils surprendraient les femmes coupables qui considèrent comme un étranger l'enfant qui leur est confié.

« Dans les environs de la Seine, dit M. Brochard, souvent on entend le glas. Demandez au paysan : « Qui est mort? » — Ce n'est qu'un petit Parisien, » vous répondra-t-il.

Si la cloche funèbre tinte dans les hameaux des Basses-Alpes, le paysan aussi dit: « Ce n'est qu'un petit Marseillais. » Et elle doit être bien souvent mise en branle cette cloche qui annonce un décès sur trois enfants mis en nourrice au dehors...

MORTALITÉ DES ENFANTS ASSISTÉS MIS EN NOURRICE

DÉCÈS	1850	1851	1852	1853	1854	1855	1856	1857	1858	1859	Moyenne
de 1 j¹ à 1 an 1 sur	3.87	3.12	4.18	3.22	2.79	3.83	2.90	2.80	2.85	3.06	3.25
de 1 à 2 ans 1 sur	4.37	4.49	4.04	4.42	3.64	4.04	3.70	3.86	3.63	4.02	4.02

Combien n'ai-je pas vu de mères craindre pour leurs nourrissons l'air corrompu de Marseille, se priver de leur progéniture pour l'envoyer respirer l'air pur de la montagne ! Hélas ! c'est à la mort qu'elles l'envoient. Je trouve, dans le *Compte-rendu moral des hospices civils de Marseille pour l'année* 1855, cette phrase terrible : « La mortalité des enfants est en raison directe du temps qu'ils passent hors de l'hospice ; plus ils séjournent dans cet établissement, moins forte est la mortalité. » Il faut donc que les soins de propreté, la surveillance, l'alimentation manquent à la fois au nourrisson pour que les conditions les plus anti-hygiéniques (le maintien de l'enfant dans un hospice où il est exposé à toutes les contagions, à tous les méphitismes) soient encore plus avantageuses pour sa santé que le séjour chez sa nourrice, dans une ferme bien aérée, embaumée par les émanations saines et vivifiantes des champs.

Il me répugne de rassembler ici les drames du premier âge : enfants gorgés d'une nourriture indigeste, asphyxiés par leur nourrice, brûlés par imprudence, tombés par négligence dans une mare croupissante... Les journaux rapportent chaque jour, sous la rubrique *accidents*, quelques-uns de ces faits connus; mais le silence assure l'impunité pour bien d'autres plus nombreux qui n'ont pour témoins que le coupable et la victime.

Le décret sur le service des enfants trouvés (1851) offre ici une lacune regrettable : il dit bien qu'avis devra être donné aux hospices de la mort de l'enfant placé en nourrice; mais je voudrais que cet avis de décès relatât la maladie ayant occasionné la mort, le nom de la nourrice et qu'une enquête fût toujours entreprise pour rechercher si les causes du décès sont naturelles ou si l'incurie, l'imprévoyance, la négligence et même l'inhumanité de la femme n'y ont pas contribué. Suspendre cette épée de Damoclès sur la tête de toutes les nourrices emportant les enfants chez elles, c'est le seul moyen d'éviter des malheurs et des crimes trop nombreux.

Lois françaises sur les nourrîces et les bureaux de nourrices.

D'ailleurs, toutes ces dispositions que je demande ne sont pas nouvelles dans la loi française. On les retrouve depuis le XIII° siècle (1) : Ce sont d'abord

(1) Tous ces documents ont été recueillis par le docteur Boys de Loury; je les résume.

les règlements du prieuré de Saint-Eloï (1284) déterminant les conditions exigées des nourrices et des recommanderesses. Puis l'ordonnance du roi Jean (30 janvier 1350) ainsi conçue : « Nourrices nourrissant enfant hors de la maison du « père et mère, gagneront et prendront cent sols « l'an, et non plus. Et celles que ja sont allouées « reviendront au dit prix et seront contraintes « faire leur temps, et qui fera le contraire, il sera « à 60 sols d'amende, tant le donneur comme le « preneur. »

« Les recommanderesses qui ont accoutumé à « louer les nourrices, auront pour commander et « livrer une nourrice 8 sols tant de partie comme « d'autre et ne pourront les louer ni commander « qu'une fois l'an et qui plus en donnera ou en « prendra, il l'amendera de 10 sols, et la recom- « manderesse qui deux fois l'an louera nourrice « sera punie par prinse de corps au pillory. »

Arrêt de 1611 condamnant à 50 livres d'amende et à la prison, et à une punition corporelle en cas de récidive les meneurs conduisant les nourrices ailleurs qu'au bureau des recommanderesses, et à l'amende les aubergistes et les sages-femmes recevant, retirant ou plaçant des nourrices. Lettres patentes de Louis XIII (1615) confirmant à quatre le nombre des recommanderesses de Paris et renouvelant défenses à toutes autres personnes de se mêler de procurer des nourrices.

Sentences confirmatives du Châtelet (1685-1705)

renouvelant défense à toutes autres personnes que les recommanderesses de procurer des nourrices.

Ordonnance de Louis XIV (1715) prescrivant la tenue de registres soumis à l'inspection des commissaires du Châtelet et plaçant les recommanderesses dans les attributions du lieutenant de police.

Sentence du lieutenaut général de police (21 juillet 1724) donnant droit aux recommanderesses de saisir les chevaux, voitures, etc., des meneurs et des nourrices qui se retireraient ailleurs que dans leurs bureaux. — Défense aux nourrices d'avoir deux nourrissons à la fois, sous peine d'amende et de fouet; défense aux nourrices de changer de demeure sans en avertir les parents du nourrisson; défense de laisser partir aucun nourrisson sans sa nourrice; tout nourrisson doit être muni de son acte de baptême et dn billet de renvoi de la recommanderesse.

Sentence de police du 1er juin 1756 défendant aux nourrices de faire coucher leur nourrisson dans le même lit qu'elles. Il est ordonné aux recommanderesses de refuser toute nourrice qui ne justifiera pas de la possession d'un berceau.

Sentence de police (1757) enjoignant aux nourrices de déclarer leur état de grossesse, sous peine de 50 livres d'amende et du fouet.

Ordonnance de 1762 : défense aux nourrices de se charger d'un nourrisson avant le sevrage de leur propre enfant et de se louer avec un lait de plus de sept mois. — Veut que la nourrice puisse être visitée par les médecins toutes les fois que les parents l'exigent, les nourrices ayant même droit sur le nourrisson.— Réunit en un seul bureau général les quatre bureaux de recommanderesses.

Ordonnance de 1773 : règle la forme des voitures chargées dn transport des enfants, voulant que le plancher soit garni suffisamment de paille neuve, les ridelles exactement closes et qu'elles soient couvertes de toile d'un bout à l'autre ; défense aux voituriers de charger leurs voitures de marchandises autres que les layettes d'enfant.

Durant la période révolutionnaire, le service des enfants en nourrice fut bien négligé.

Le 30 juin 1806, un décret le fit placer sous la surveillance du Conseil général des hospices. De cette époque datent les soins particuliers accordés aux enfants assistés, plus directement patronnés par les administrateurs des hôpitaux.

En 1821, la surveillance des enfants légitimes est entièrement délaissée et depuis lors, l'Etat ne s'occupe que des enfants dont il a la tutelle.

L'accroissement de la mortalité des enfants en bas âge, depuis le commencement du XIXᵉ siècle, démontre la nécessité de revenir aux anciennes lois protectrices des nouveau-nés. Modifiées suivant les données de la science actuelle et de l'état social, elles seront encore d'une incontestable utilité.

Biberon. — Changement de nourices.

L'enfant peut-il être élevé au biberon ? Dans nos climats, avec les chaleurs excessives de l'été, les orages soudains, les difficultés inouïes de se procurer du lait d'une même source et jamais altéré, l'élève au biberon est presque toujours funeste. Dans nos crêches, même, on a dû renoncer à donner des rations de lait aux enfants ; falsifié ou tout à coup fermenté, il y occasionnait de nombreuses maladies, principalement la cholérine et le choléra infantile. On conçoit donc pourquoi ces deux affections moissonnent, surtout pendant les mois caniculaires, les enfants élevés au biberon, ou même au demi-lait. Bien plus, il suffit que l'allaitement soit suspendu quelques jours pour que ces terribles maladies se déclarent. C'est ce qui rend le changement de nourrices si pernicieux. Combien de fois n'ai-je pas vu des nourrissons roses et replets conduits au tombeau parce qu'il avait fallu leur donner en quinze jours deux ou trois nourrices différentes et les élever au biberon dans l'intervalle de ces recherches précipitées !

Tous ces changements de nourrices se font, dans la classe moyenne, sans que le médecin en soit avisé, et la victime n'est remise en ses mains que lorsqu'il n'est plus temps de la sauver. Que les mères apprennent les conséquences fatales de leur négligence ; qu'elles comprennent la nécessité de consulter le médecin de la famille toutes les fois qu'il s'agit de changer la nourriture de l'enfant; qu'elles fassent passer la santé du petit être avant leur irrascibilité, leurs froissements d'amour-propre, leur susceptibilité et bien souvent elles n'auront pas à déplorer une perte irréparable.

D'après les recherches auxquelles je me suis livré à Marseille, la moyenne de mortalité des enfants allaités à domicile par leur mère ou par une seule nourrice est de 1 sur 6 à 1 sur 7. Cette moyenne s'élève rapidement lorsque l'enfant a été allaité par plusieurs nourrices.

Influence du climat de Marseille sur les enfants.

Faut-il conclure de ce qui précède que le climat de Marseille est préjudiciable aux enfants?

Certainement non, mais il présente des conditions particulières dont il est urgent de tenir compte pour l'élève des nouveau-nés.

Mais, surtout les températures extrêmes sont toujours marquées à Marseille par une augmentation notable de la mortalité des enfants de 1 jour à 2 ans.

Le tableau schématique suivant le fait ressortir.

Les écarts de température, quelquefois de 10 à 14° dans les 24 heures, sont de puissantes causes morbides. Certains vents très froids, soufflant avec violence, occasionnent chez les enfants des maladies de poitrine.

RAPPORT DE LA TÉMPÉRATURE

A la Mortalité des Entants de 1 jour à 2 ans.

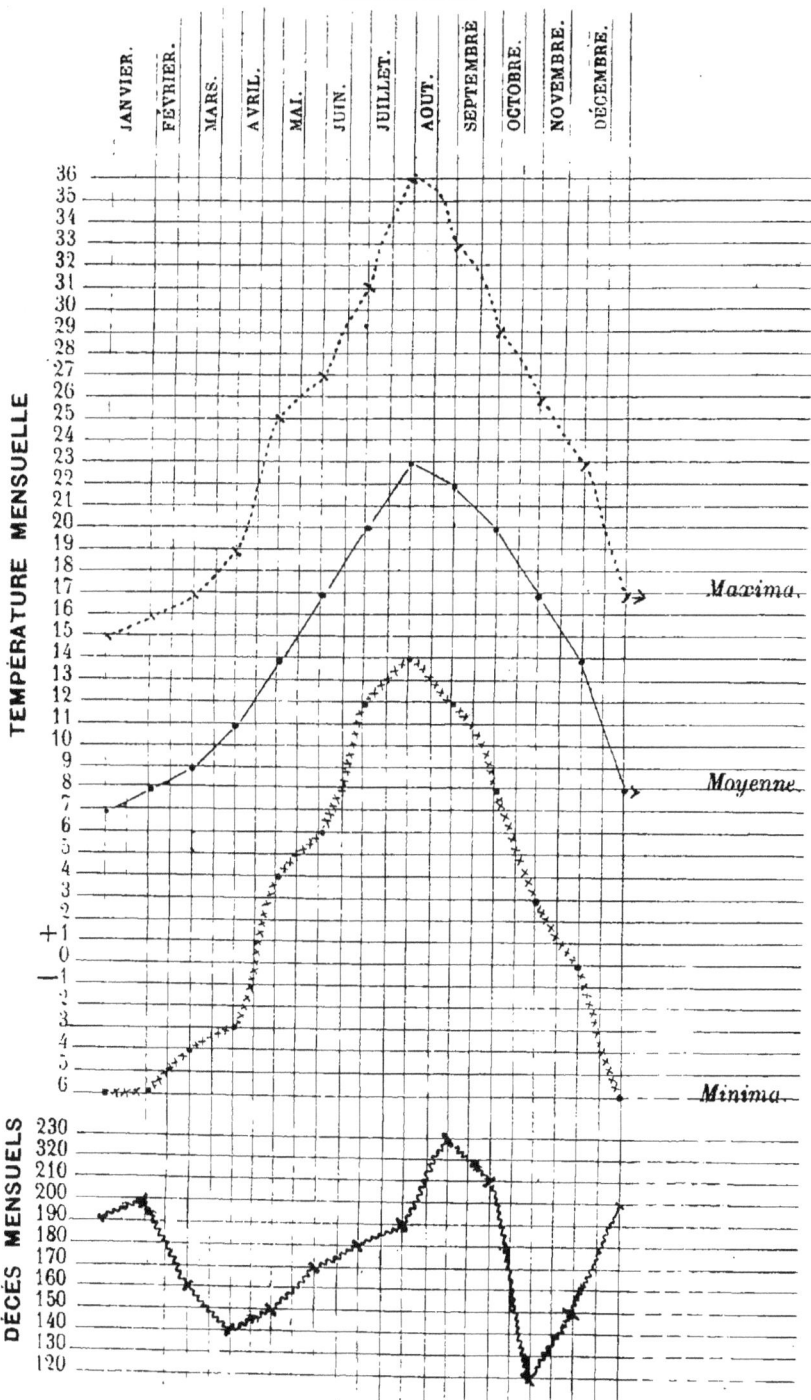

On le voit, les températures basses et plus encore les températures très élevées amènent les maxima de mortalité.

J'ai poursuivi cette étude en tenant compte de l'âge des enfants : or, jusqu'au quinzième jour environ, les nouveau-nés, maintenus dans la maison à l'abri des frimas et des grandes chaleurs, ne sont pas affectés des oscillations du thermomètre ; mais, à partir du quinzième jour, comme ils partagent la vie extérieure de leurs parents, leur frêle organisation lutte avec peine contre les éléments et, plus ils sont exposés aux intempéries des saisons, plus souvent ils succombent.

Moyenne des décès. — Décès par àge. — Influence de l'état civil.

La moyenne des décès des enfants de 1 jour à 1 an est de 2,068 sur 9,081 naissances.

Janvier	Février	Mars	Avril	Mai	Juin
267	161	148	149	170	171

Juillet	Août	Septembre	Octobre	Novembre	Décembre
235	216	110	136	126	199

Au point de vue de l'âge et de l'état civil, ce nombre de décès se décompose ainsi :

Enfants de :	Légitimes.	Illégitimes.	Proportions des légitimes.	Des illégitimes.
1 à 7 jours	166	82	$\frac{1}{48}$	$\frac{1}{16}$
8 » 15 »	174	116	$\frac{1}{45}$	$\frac{1}{11}$
16 » 1 mois	176	88	$\frac{1}{45}$	$\frac{1}{14}$

Enfants de :	Légitimes.	Illégitimes.	Proportions des légitimes	Des illégitimes.
1 à 3 »	258	92	$\dfrac{1}{30}$	$\dfrac{1}{14}$
3 » 6 »	238	72	$\dfrac{1}{34}$	$\dfrac{1}{18}$
6 » 12 »	588	138	$\dfrac{1}{13}$	$\dfrac{1}{9}$

La mortalité, si forte dans les premiers jours, est due aux accidents de la parturition, aux cas de faiblesse congénitale, etc. Mais il ressort surtout de ce tableau que l'illégitimité de la naissance quadruple jusqu'au sixième mois les chances défavorables à l'existence du nouveau-né. Preuve physique, d'une valeur absolue, en faveur de la constitution de la famille telle que les lois des nations civilisées l'ont établie.

Influence de l'agglomération.

Le séjour dans une grande ville est toujours préjudiciable à la santé des enfants en bas âge. Les contagions y sont plus fréquentes; l'air, moins pur, y prédispose à de nombreuses maladies.... L'élévation de la moyenne de mortalité en est la conséquence et, d'après M. Ch. Martins (1), cette moyenne étant de 15 sur 100 pour les enfants habitant la campagne, est de 19 sur 100 pour les enfants habitant les villes.

A Marseille, elle est de 21 sur 100; mais elle varie suivant les quartiers où l'enfant demeure. Le tableau suivant le prouve.

(1) *Patria*.

NOM DE LA PAROISSE.	BAPTÊMES.	DÉCÈS			POPULATION MOYENNE.
		2 à 90 ans.	1 jour à 2 ans.	Morts-Nés.	
Saint-Laurent..........	240	104	114	3	Ouvriers des ports marins ....
Saint-Martin	257	101	97	6	Ouvriers — manœuvr
N,-D. du Mont-Carmel (Carmes)..	229	192	157	3	Ouvriers des ports marins ....
Saint-Lazare...................	482	282	217	11	Ouvriers d'usines — digents ....
Sainte-Magdeleine (Chartreux)	213	118	79	2	Ouvriers d'usines, cultivateurs.......
Saint-Jean-Baptiste..............	396	214	143	7	Ouvriers d'usines....
Saint-Ferréol (Augustins)........	196	106	52	5	Ouvriers des ports employés ....
Saint-Théodore (Récollets)........	224	147	75	2	Ouvriers — employés
Saint-Victor.....................	322	212	109	3	Ouvriers d'usines et d ports ....
Saint-Cannat (Prêcheurs)	345	180	88	9	Ouvriers — boutiquie
Saint-Joseph...	232	123	55	3	Ouvriers — employés rentiers..........
La Major	514	395	181	7	Ouvriers des ports employés — marins
Saint-Pierre Saint-Paul...........	194	127	54	2	Employés — petits re tiers.............
Saint-Michel..........	360	283	114	7	Employés — petits re tiers — artisans....
Sainte-Trinité (la Palud).........	295	187	78	8	Marchands — artisa — employés.......
Saint-Adrien et Saint-Hermès.....	222	146	55	5	Artisans — employés cultivateurs.......
N.-D.-du-Mont	589	388	121	6	Employés — artisans petits rentiers.....
Saint-Charles	135	95	23	1	Bourgeois — négocian
Saint-Vincent-de-Paul (Réformés)..	360	287	53	4	Bourgeois — négocian — rentiers........

CAUSES D'INSALUBRITÉ ou D'ASSAINISSEMENT	Sur 100 décès de 2 à 90 ans décès de 1 jour à 2 ans.
Agglomération dans de vieux quartiers — misère — colonie italienne — malpropreté....................................	110.05
Agglomération dans de vieux quartiers plus abrités — misère — colonie italienne — malpropreté — quelques rues nouvelles,......	103.12
Agglomération dans de vieux quartiers — misère — colonie italienne — malpropreté — quelques rues nouvelles....................	84.73
Faubourg sans égoûts — misère — *Californie* de saltimbanques et de mendiants................................	78.57
Faubourg sans égoûts — misère — colonie italienne — malpropreté.	72.72
Faubourg sans égoûts — misère — colonie italienne — malpropreté — quelques grandes voies............................	71.42
Agglomération dans quelques vieilles rues — colonie italienne — malpropreté — quelques rues nouvelles....................	54.54
Agglomération dans quelques rues sans égoûts—*Californie* d'indigents.	53.33
Agglomération dans certains docks convertis en maisons d'ouvriers— misère..............................	52.38
Agglomération dans quelques rues qui n'ont pas été coupées par la rue de la République.........	50.12
Agglomération rue des Romains et des Princes faisant monter la moyenne de 42, 24 à.............	50 »
Agglomération dans de vieux quartiers où se loge le tiers de la population — quartiers neufs...	48.72
Californie de la rue Thomas — rues larges et bien percées..........	46.15
Quelques rues sans égoûts....................	42.85
Gêne par suite de la cherté des loyers et des exigences de position...	42.10
Agglomération chemin de Toulon — quartier de Gibbes.............	40 »
Californie de l'enclos Eydoux — quartiers bien percés — jardins....	33.33
Aisance — quartiers bien percés et bien entretenus...	22.22
Aisance — quartiers bien percés et bien entretenus — jardins......	20.68

L'agglomération entre pour une telle part dans cette augmentation considérable de mortalité, qu'il a suffi, pour assainir certaines régions, de démolir les vieilles rues et de les remplacer par de larges voies. Après cette rénovation, même avec des conditions identiques de paupérisme, de misère, la mortalité a baissé de 20 à 30 0/0.

Dans les vieilles rues, on constate encore 110 décès d'enfants pour 100 décès de 2 à 90 ans; tandis que, dans les faubourgs plus spacieux, on trouve 80 décès d'enfants pour 100 décès de 2 à 90 ans.

La mortalité diminuerait encore si l'édilité faisait mieux respecter les règlements de voirie, et si la Commission des logements insalubres, prenant une initiative grave mais utile, obtenait de l'Administration la fermeture des cloaques d'infection, connus sous le nom de *Californies*, où se réfugient les mendiants, les vagabonds, les déclassés de toutes les nations.

Les voies sans ruisseaux et sans égouts, les maisons sans lieux d'aisance, les puisards infects connus sous le nom d'éponges, les baraques, les casernes déclassées, comme on en rencontre dans tous nos faubourgs, sont le nid de toutes les contagions. En temps normal, les impuretés physiques et morales y trouvent une retraite; les enfants subissent surtout l'influence de ce voisinage; en temps d'épidémie, c'est là que le mal établit son quartier général, c'est de là qu'il se répand sur la ville après y avoir puisé le degré nécessaire de malignité.

Influence des conditions sociales, de l'ignorance et des préjugés.

Bien plus, suivant que la famille occupe tel ou tel rang social, les chances de mortalité de l'enfant augmentent dans les rapports de 1 jusqu'à 6.

Ainsi, la grande fortune et l'extrême misère sont préjudiciables aux nouveau-nés.

La grande fortune les livre à des mains mercenaires, à tous les écarts de la mode, aux raffinements de petits soins inintelligents des voies de la nature, les fait naître de parents efféminés, dont l'organisation a subi les rudes atteintes d'une vie moralement agitée et physiquement amollie, toutes conditions déplorables pour la santé du nouvel être.

L'extrême misère les prive du nécessaire, les fait naître de parents sur lesquels les vices ont souvent laissé leur empreinte indélébile, et surtout les abandonne à des matrones aussi hardies qu'ignorantes.

Or, ce qui tue le plus souvent l'enfant de naissance, c'est le préjugé ou l'ignorance chez ceux qui l'entourent.

Dès les premiers moments de la vie, l'enfant est exposé aux pressions, aux tiraillements que des mains inhabiles et cruelles exercent sur lui.

Quelquefois il résiste aux manœuvres imprudentes de ces trop nombreux praticiens routiniers, ignorant les principes de l'art qu'ils exploitent ; mais il devient la proie de médicastres
improvisés, dont regorgent les carrefours, et qui
le prédisposent à l'inflammation des entrailles,
l'une des maladies les plus redoutables de l'enfance, en le gorgeant de substances indigestes,
irritantes ou corrosives que les mères sont d'autant plus avides d'administrer à leur enfant qu'elles
sont plus ignorantes.

Bientôt ce seront des vers, nés dans l'imagination des commères, et qu'il faudra chasser par des
composés plus ou moins drastiques. Ainsi, certains petits êtres, fils de mères crédules, auront, à
l'âge de six mois, l'estomac déjà ulcéré par le
sirop de Pagliano ou la médecine Leroy.

Puis, on écoutera les conseils d'ineptes matrones qui, ne faisant aucune différence entre une
maladie que l'on subit dans le jeune âge ou dans la
seconde enfance, engageront à laisser cohabiter les
nourrissons avec des malades atteints d'affections
contagieuses.

Toujours sous les mêmes influences et avec cette
suffisance qui couvre le non savoir, on mettra
toutes les maladies au compte de la dentition,
attendant les derniers moments de l'agonie pour
appeler un médecin qui constatera trop tard une
affection des bronches ou du poumon, dès lors
funeste.

C'est ainsi que, parés de la triple auréole de la crédulité populaire qu'ils exploitent, du respect des préjugés qu'ils propagent, et de l'ignorance qu'ils entretiennent, certains pharmaciens, certaines sœurs, les rebouteurs, les charlatans, tout ce cortége de malins des deux sexes qui ont à leur disposition de prétendues panacées merveilleuses, font chaque année une hécatombe d'innocents.

Toutes ces pratiques que j'ai signalées dans mes *Conférences sur les Préjugés en Médecine,* accumulent les cadavres. Il est impossible de dresser, à ce sujet, une statistique précise; mais elle est inutile, la magistrature sait bien qu'il n'est pas de grande ville en France où l'exercice illégal de la médecine se fasse plus en plein jour, soit mieux assis et mieux organisé qu'à Marseille. L'augmentation du nombre des avortements, l'accroissement de la mortalité sont ici les conséquences naturelles de l'inobservation de la loi de l'an IX sur l'exercice de la médecine et de la pharmacie. Fourcroy, dans l'exposé des motifs de cette sage loi, avait démontré la nécessité de veiller, dans l'intérêt public, à ce que l'art médical fût exercé seulement par des praticiens honnêtes et instruits. Les résultats désastreux de la liberté de l'exercice de la médecine, de l'an III à l'an IX de la République, servaient de base à son dire; les faits qui se passent de nos jours, à Marseille, lui donnent une consécration nouvelle. Le jour où les efforts des magistrats pour remédier au mal seront connus du public, le public lui-même comprendra que la vie de ses enfants est en jeu dans les entreprises cupides ou déraisonnables des charlatans ou des guérisseurs charitables. Et ce retour vigoureux au respect des lois établies sera même profitable à l'Etat.

Mortalité des enfants par genre de maladies.

Je me suis livré à un travail de statistique locale pour savoir dans quelles proportions les diverses maladies occasionnent la mort des enfants de 1 jour à 2 ans.

En voici le résultat : sur 1000 décès (1), on en compte :

318 par maladies des voies digestives.
216   »   »   »   » respiratoires.
205   »   »   du cerveau et de ses annexes.
120   »   »   de la peau (rougeole, scarlatine, etc.).
131   »   »   diverses.

J'ai comparé, en outre, la mortalité par ces divers genres de maladies chez les enfants de 1 jour à 2 ans, et chez les habitants de 2 à 90 ans ; en voici le tableau :

(1) Cette relation n'est qu'approximative ; la plupart des certificats de décès ne portant pas la désignation de la maladie qui a causé la mort, j'ai du n'opérer le dépouillement que de 1000 billets complets.

Mortalité comparée par genres de maladie.

Genres de maladies.	Mortalité de 1 jour à 2 ans	Mortalité de 2 à 90 ans
Entérite.... ...	1033	1173
Diphthérite.....	128	168
Fièvre muqueuse	149	53
Bronchite......	333	366
Pneumonie.... .	224	220
Méningites, etc..	1659	2376
Rougeole.......	146	150
Variole........	261	295
Scarlatine.. ...	196	286
Syphilis........	41	413
	4169	5500

Douze genres de maladies communes à tous les âges de la vie entraînent la mort de 4,169 enfants de 1 jour à 2 ans et ne causent le décès que de 5,500 personnes de 2 à 90 ans. C'est dire qu'en tenant compte de la proportion des habitants de Marseille de 1 jour à 2 ans et de 2 à 90 ans, les mêmes maladies se terminent environ 29 fois plus souvent d'une manière funeste chez les jeunes enfants que chez les personnes plus âgées.

Il faut donc éviter, dans le premier âge surtout, les causes qui pourraient occasionner ces maladies d'où proviennent, d'après l'un des précédents tableaux, les neuf dixièmes de la mortalité des nourrissons.

Causes des maladies des nourrissons.

Dans ce rapide mémoire, je ne peux que signaler les causes occasionnelles les plus certaines de ces diverses maladies. Je me borne à les indiquer analytiquement.

Entérite. — L'entérite est provoquée :

1° Par le changement fréquent de nourrices, l'enfant ayant à s'accoutumer chaque fois à un lait nouveau pour ses organes.

2° Parce que le lait de la nourrice n'est pas en rapport avec l'âge de l'enfant ; souvent les mères sont heureuses de trouver pour leur nouveau-né de plantureuses nourrices ayant un lait de 9 à 10 mois ; cette alimentation, trop substantielle pour des êtres débiles, détermine l'inflammation des entrailles.

3° Parce que des nourrices, habituées à une nourriture plus végétale qu'animale et à peine suffisante pour les substanter, sont placées dans des maisons où le vin et la viande leur sont prodigués avec excès ; le lait acquiert alors des propriétés irritantes.

4° Parce que l'enfant est, avant que ses organes ne puissent le supporter, gorgé (c'est la cause la plus commune) de matières alimentaires grossières, de féculents, de légumes, quelquefois même de sauces épicées et aromatisées au goût des gens de travail.

5° Parce que les organes digestifs de l'enfant ont été corrodés par des vermifuges, des purgatifs, des drastiques ordonnés par les commères et les empiriques.

La *bronchite*, la *pneumonie*, les *maladies graves des voies respiratoires* proviennent :

1° De ce que les parents veulent élever leurs enfants d'après des idées utopiques d'endurcissement au froid et à la fatigue ; autant ce qu'on appelle l'éducation virile, l'entraînement sont choses bonnes et hygiéniques après le premier âge, autant elles sont redoutables dans les premières années de la vie. L'enfant habitué à supporter pendant neuf mois une température égale de 38° ne doit pas être soumis tout à coup à l'intempérie des saisons; il faut laisser aux organes le temps de se développer et ne pas exposer de frêles êtres à des épreuves au-dessus de leurs forces.

2° De ce que les nourrices, les gens de travail exposent leurs enfants aux frimas, par suite des nécessités de la vie, et qu'ils les portent dans la rue, à peine levés du berceau, sans tenir compte ni de leurs cris (1) ni de leur sueur.

3° De ce que les gens pauvres laissent trop longtemps leurs enfants couchés sur le dos, dans des chambres étroites, dont l'air, vicié, est insuffi-

---

(1) Ces cris, congestionnant les voies respiratoires, sont une cause occasionnelle puissante de fluxion de ces organes.

samment renouvelé et qu'ils négligent les soins de propreté.

4° De ce que les maladies des voies respiratoires sont souvent méconnues au début par les parents qui, sous l'influence des commères, mettent la toux sur le compte des vers ou de la dentition.

Les maladies du *cerveau et de ses annexes* ont pour causes :

1° L'habitude, si enracinée dans le Midi, de bercer les enfants.

2° La fréquente dégénérescence tuberculeuse du cerveau ou de ses enveloppes, due à une influence héréditaire.

3° L'insolation qu'on observe communément dans nos climats.

4° Les coups, les chutes, les émotions vives, surtout la colère chez la nourrice.

5° La répercussion des maladies de la peau engendrées par la malpropreté et mal soignées par des guérisseurs ou des commères.

La *diphthérite*, la *rougeole*, la *variole*, la *scarlatine*, la *coqueluche*, toutes maladies essentiellement contagieuses, feraient bien moins de victimes si les parents savaient :

1° Que ces maladies se transmettent presque toujours aux nourrissons lorsqu'ils cohabitent avec des personnes qui en sont atteintes ;

2° Que les vêtements, l'air de la chambre, les linges du lit du malade servent au transport des germes ;

3° Que ces affections sont moins redoutables dans la seconde enfance, parce que les complications du côté du cerveau, de la poitrine ou du ventre, y sont alors moins fréquentes;

4° Que, contrairement au dire des commères, une affection fébrile de la peau bénigne et parcourant normalement son cours chez un enfant peut occasionner à son frère une maladie du même genre, mais maligne et mortelle.

Quant à la *syphilis*, triste preuve de la culpabilité d'un parent, elle frappe d'autant plus la nature débile de l'enfant qu'elle met dans l'obligation presque absolue de l'élever au biberon. C'est le condamner à mort après de cruelles souffrances.

Nécessité d'instruire les mères.

Pourquoi toutes ces questions d'hygiène domestique, que j'esquisse à peine dans ce rapport, ne forment-elles pas l'objet d'un cours spécial dans les pensionnats de demoiselles? On cache à nos ménagères les notions les plus élémentaires de la science de la santé, et l'on s'étonne de les voir se livrer, sans discernement, aux commères et aux empiriques dont l'audacieuse ineptie est couverte par une popularité de carrefour. Mais la crédulité n'est-elle pas la fille de l'ignorance?

Eclairer les mères par l'instruction sagement

entendue, tel est le devoir de l'Etat, s'il veutremédier au plus triste fléau dont nous soyons menacés depuis un siècle : l'infériorité d'accroissement de la population française.

Il est des hommes de cœur qui, par patriotisme et philanthropie, aideront le Gouvernement dans cette voie de restauration. Déjà Paris, Lyon, Tours, Bordeaux, les ont vus à l'œuvre ; à Marseille, ils trouveront des émules dont le zèle et la charité seront au niveau de la cause à défendre.

CONCLUSIONS

Pour diminuer la mortalité des enfants à Marseille, *nous dirons au Gouvernement :*

Recherchez les personnes coupables d'avortement, celles qui les provoquent et sévissez avec vigueur contre elles.

Réformez les bureaux de placement; créez un service d'inspection des nourrices.

Modifiez les règlements relatifs aux meneuses.

Edictez une loi sur les nourrices hors domicile.

Poursuivez énergiquement l'exercice illégal de la médecine.

Assainissez les centres populeux.

Instruisez les masses.

Nous dirons à nos concitoyens :

Créons une Société protectrice de l'enfance qui, par sa puissante organisation, inaugure enfin les réformes les plus nécessaires et rappelle que l'initiative privée à Marseille ayant devancé de deux siècles l'œuvre de saint Vincent de Paul, il appartient à nos contemporains de reprendre les traditions de nos ancêtres.

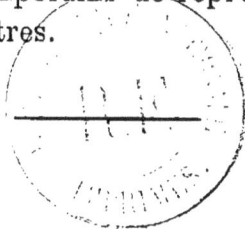

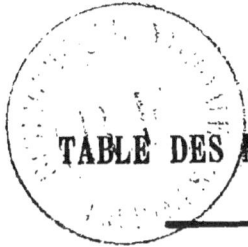

TABLE DES MATIÈRES

142

www.ingramcontent.com/pod-product-compliance
Lightning Source LLC
Chambersburg PA
CBHW050542210326
41520CB00012B/2684